U0144591

推薦《自閉症活動手冊》

「我非常佩服Catherine Pascuas樂於分享自身的所有經驗，這些經驗來自她獨特的生命觀點，以及自閉症論壇推播的主持工作。她撰寫的《自閉症活動手冊》根本是個簡單、容易使用而且有效的工具箱。Catherine Pascuas『了解』單一策略不適用所有人，我找到了很多有用、實際可行的方法和練習，對自閉症兒童、他們的老師和愛他們的家人相當有幫助。這位作者實在太棒了！」

–Hackie Reitman醫學博士，神經多樣性的倡導者、Aspertools的作者

「我們很喜歡這本書，裡面包含許多實用、簡單的遊戲，能夠引起自閉症兒童的興趣並協助他們發展技能。書中所提到的活動切實可行、趣味十足，最棒的是完全免費，不需花費分毫金錢！」

–Debby Elley，AuKids雜誌的合編者

「對家有自閉症幼兒的父母來說，《自閉症活動手冊》是非常好的工具，他們可以利用作者彙編成冊的有趣活動，與孩子建立關係並幫助他們學習溝通技巧。當兒子被診斷患有自閉症類群障礙（ASD）的時候，我感到很迷惘，非常希望能有一本手冊，教導我如何和孩子一起玩、如何學習與孩子彼此溝通。在開始接受應用行為分析（ABA）以後，我發現治療師的腦海裡似乎藏有源源不絕的遊戲和活動，幫助孩子快樂地學習和溝通。我渴望知道他們如何能與兒子互動的奧祕。Catherine的書將所有的方法交到父母手

上，不但說明進行活動的重要訣竅，也教導我們如何因應每個孩子的不同需求，修改活動的進行方式。更棒的是，這本書的編排方式非常貼心，不需要從頭到尾一頁一頁翻完，就能立刻與孩子一起展開有益的活動！」

–Shannon Penrod，自閉症生活（Autism Live）的主持人

「《自閉症活動手冊》使用非常便利，作者以發展和溝通階段的討論做為書籍的基礎，使讀者能夠輕易找到適合孩子的活動。除此之外，作者更針對每項活動提出修改範例，擴增本書的應用範圍。雖然明確說明活動目的是幫助教育者達到特定目標，但各項活動都很容易施行。內文採條列式編排，容易閱讀，讀者可以節省許多時間。只要快速瀏覽，就能得知在成功進行有趣的教學活動時，所需準備的材料以及精確的步驟。Pascuas小姐透過她的論壇掌握自閉症社群的脈動，她運用學識精心撰寫的這本好書，每間教室和治療室的書架上都應該擺上一本。」

– Linda Barboa博士，自閉症之星公司（Stars for Autism, Inc.）的創辦人

「我是兩個自閉症孩子的母親，帶著他們在家自學。為了讓孩子們一整天都能維持活動和學習，我必須時刻提高警覺。當我們帶著孩子接受專業人士評估時，他們不是告訴我們『孩子的共享式注意力有問題』，就是要我們『努力培養孩子的重要技能』。擁有這樣的資源，對專業人士和孩子的父母都是一大福音，這本書彷彿是活動和遊戲的快速參考指南，讓我們能協助孩子學習這些技巧。從此專業人士不再只能默默目送孩子的父母離開，讓他們在家裡自行摸索培養孩子重要技能的方法，如今他們可以建議孩子的父母善用

這本書。對孩子的父母來說，這本書很容易閱讀，所建議的活動也相當有趣。當然，我一定會在家裡試試。」

–Shelli Allen，邁入照護公司（Steps Care Inc.）總裁

「這是一本奇妙的全方位指南，包含許多對自閉症兒童非常重要的發展技能，凡是自閉症兒童的父母都應該人手一本。此外，這本書也很適合大學的實習治療師使用。作者逐步條列進行活動所需的材料、程序、替代方案和基本理由，編排有趣而且有意義的活動。Catherine花費時間和精力分享自身的專門知識，這將改變無數自閉症兒童和家屬的生活。」

–Karen Kabaki-Sisto，理科碩士（M.S.），語言病理學家臨床能力認證（CCC-SLP），iPad app《我可以和你對話》™的創作者

「這本書涵蓋許多有用的活動，可以幫助自閉症兒童學習，協助他們發展語言技能、社交技巧和生活技能。這些學習活動都是透過遊戲完成；遊戲是讓孩子們全神貫注於學習活動的絕佳辦法。本書的編排設計非常貼心，可幫助讀者輕鬆找到需要的活動，並因應孩子的特定需求修改活動的進行方式，確實是教養自閉症兒童的寶貴資源。」

–Linda Mastroianni，取得認證的生活指導／自閉症顧問

Speaking Autism.ca

「這本書充滿了詼諧、迷人的活動，專業人士和自閉症類群障礙兒童的父母都能施行。這些活動可幫助解決自閉症類群障礙兒童必須面臨的許多困境，包括溝通技巧、社交技能、情緒控制、生活技能、動作問題和焦慮不安。作者清楚說明每一項活動的進行方式，活動需要使用的道具不多，而且容易了解及施行。專業人士和孩子的父母都會喜歡這本書，因為書中盡是經過細心推敲後發展出來的活動，能夠滿足這個特殊族群的需求。」

–Robert Jason Grant博士，AutPlay®療法的作者和創作者

「我的孩子患有自閉症類群障礙而且已經成年，他曾與各種難度的動作技能困境、視覺處理問題、深度知覺問題辛苦奮戰，這本書對我們非常有幫助。這些活動不只適合用來訓練孩子的各種技能，而且因為是利用孩子平常使用的物品進行活動，所以也能將成功塑造的可轉移技能運用在日常生活。」

–Mari Nosal M.Ed.

「很開心找到一本遊戲寶庫。本書包含的遊戲兼具實用性、治療性、容易施行等優點，可用來訓練一系列的發展技能。透過有意義的活動，利用策略、想法以及豐富的學識，使孩子的生活更多彩多姿。是家庭、課堂或治療室必備的寶貴資產！」

–Lauren Brukner，科學碩士（MS）

註冊／合格職能治療師（OTR/L），作者及小兒職能治療師

The Autism Activities Handbook:
Activities to Help Kids Communicate, Make Friends, and Learn Life Skills

自閉症活動手冊

幫助孩子溝通、交朋友和學習生活技能的活動

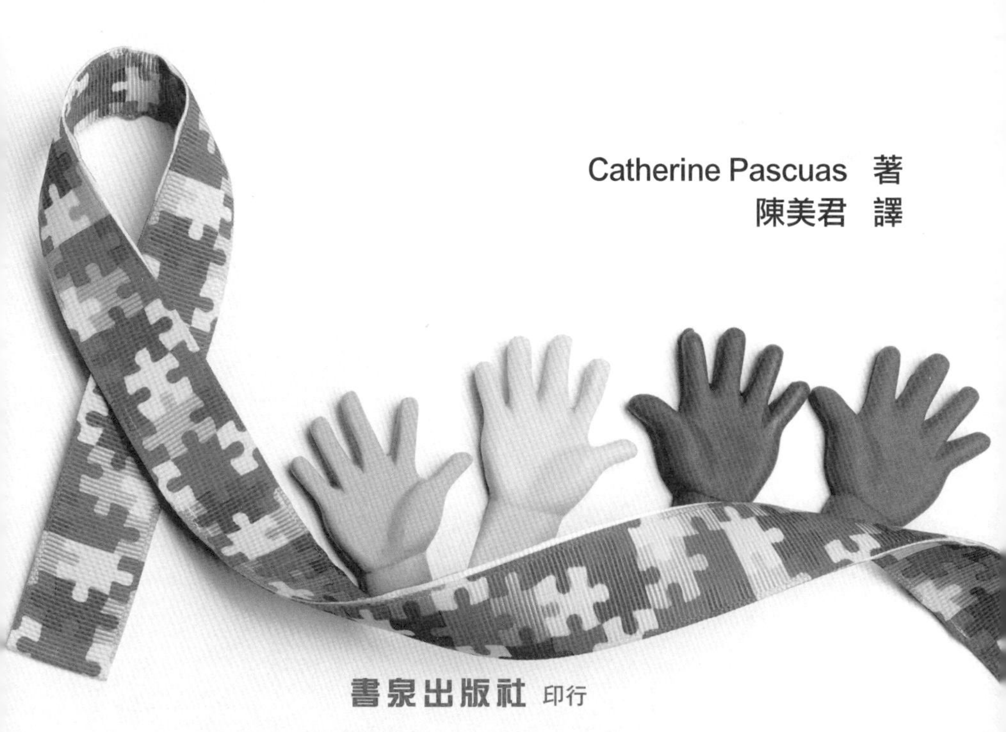

Catherine Pascuas　著
陳美君　譯

書泉出版社　印行

The Autism Activities Handbook

Activities to Help Kids Communicate, Make Friends, and Learn Life Skills

Catherine Pascuas

The Autism Activities Handbook: Activities to Help Kids Communicate, Make Friends, and Learn Life Skills

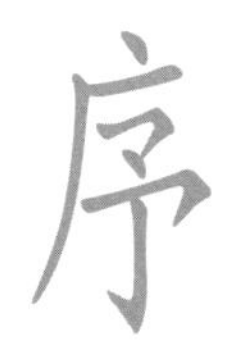

在賓州一個明朗的晴天裡，空氣中洋溢著初春的氣息。不過，當我和兒子走出專精兒童發展的小兒科醫師診間時，心頭卻充滿了憂鬱沮喪。就在這一天，我的兒子被診斷罹患自閉症。

父母親在面對自閉症所帶來的複雜挑戰時，總是毫無防備，身為兩個自閉症病童的母親，我相當能感同身受。我不斷尋找相關書籍和資源，希望能助兒子一臂之力。如果父母親能掌握方法指引前路，孩子就能擁有比較光明的未來，讓希望勝過陰鬱，讓興奮取代焦慮。我很樂於撰寫《自閉症職能治療父母指南》（*The Parent's Guide to Occupational Therapy*）和《校園生活特殊需求指南》（*The Special Needs School Survival Guide*）這一類的書籍，提供自閉症兒童家屬些許策略和指引。在提出我曾嘗試與自己的孩子及個案從事的活動時，我是滿懷自信地向讀者推薦這些活動。

Catherine Pascuas曾公開提出許多特殊技巧，我認識她，也了解她相當熱衷於幫助自閉症兒童。她每週一次推播的《自閉症論壇》（*Autism Show*），會邀請頂尖的自閉症倡導者、教育者、專業人員和機構，與全球自閉症社群分享感人的故事和最棒的資源。創辦Edx自閉症諮詢（Edx Autism Consulting）的Catherine是一位行為學專家，了解父母親需要的資訊，清楚採用何種表達方式能搏得讀者喜愛。Catherine聚集了一群自閉症專家，希望帶給您最新的技巧。行為學專家了解訓練家屬的重要性，只要照顧者感到自己有能力應付問題，就會受到激勵，而他們身邊的人也會感受到這股力量，使孩子們在學習中感到樂趣。Catherine了解必須豐富孩子面對未來困境所需的知識和經驗，幫助孩子學習、進步。

縱觀本書所包含的許多活動，不只能吸引孩子們的注意力，也能教導他們生活所需的重要技能。我是一位職能治療師，了解孩子們透過遊戲學習。《自閉症活動手冊》匯集溝通、生活技能、協調和感覺處理等諸多活動，內容包羅萬象、有趣迷人，值得一再參考。「準備遊戲約會」（Getting Ready for a Playdate）是我很喜歡的活動之一，社交聚會通常會讓孩子和家長備感焦慮，不過在Catherine逐步的指導引領下，事情就會變得比較簡單。「焦慮解除罐」（Making a Fidget）活動教導孩子們分辨各種情緒的訣竅，他們不但當時能樂在其中，往後也可以不斷運用這些訣竅分辨情緒。

每次拿起這本書，都能找到創意十足而且規劃周密的活動，幫助孩子學習終生受用的技能。見到這本書出版令我非常興奮，相信您必然也會認同我的看法，這本書實在是不可多得的寶貴資源。

Cara Koscinski

職能治療碩士（MOT），註冊／合格職能治療師（OTR/L）

袖珍職能治療師（The Pocket Occupational Therapist）創辦人
獲獎作家：《自閉症職能治療家長指南》（*The Parents Guide to Occupational Therapy for Autism*）、《重力毯指南》（*Weighted Blanket*）、《校園生活特殊需求指南》（*Special Needs School Survival Guide*）

美國羅來納州，查爾斯頓

前言

這本書是專為自閉症類群兒童的父母、照顧者、治療師、教師所撰寫。

過去七年與自閉症類群兒童和他們的家人一對一的相處經驗，讓我了解這些孩子需要簡單、容易的活動和遊戲，幫助他們一面忙於活動一面學習，畢竟，遊戲是最好的學習方式。

不過，我並不是專家。這本書中大部分的構想，都出自傑出專家的手筆，他們曾與我分享一些構想。

我非常希望本書能成為您家人的寶貴資源，其中包含孩子們可以輕鬆進行的遊戲和活動，幫助他們發展語言、社交技巧和生活技能。

無論孩子處於哪個發展階段或哪個年齡層，每項遊戲都能針對他們的需求改編。

期待您能欣賞這些實用的活動，並且樂在其中！

「我們必須努力讓這些孩子們與世界接軌。」

Temple grandin博士，自閉症運動者

如何使用本書

無論是孩子的父母、照顧者、治療師或教師，每天都得忙著單調的日常工作，但即使如此，他們依然想要幫助患有自閉症類群障礙的孩子學習和成長。本書的撰寫和編排方式淺顯易懂，不需要讀完一整本書，讀者可以只閱讀需要的資訊，就能利用有趣的方式幫助孩子發展語言、社交技巧和生活技能。

不過，請記得遵守下列四項規則：

1. **不要從頭到尾閱讀本書**。您可能聽過如今被視為錯誤的說法「每認識一個自閉症兒童，就只能了解那個自閉症兒童」，這個說法如果正確，不但表示本書的內容未必完全適合您的孩子（或您負責照顧或治療的孩子），也表示您需要自己從這本書中挑選哪些活動最適合您的孩子。還好事實並非如此！您可以依據孩子目前設立的目標或正在學習的技能，瀏覽目錄後選出最切合需要的相關章節。一旦選定活動之後，就可以開始進行。

2. **分享本書**。如果您是孩子的父母，請與孩子的教師、輔導老師、褓姆和其他人分享這本書。通常與自閉症兒童接觸的相關人員都已絞盡腦汁，很難再想出其他有趣的活動來引起孩子的興趣。這些創意十足的遊戲和活動，可以讓孩子們玩樂數小時，同時幫助他們學習並促進發展技能。

3. **您的回饋和協助有助於增進本書內容**。如果發現錯誤或有任何意見想要分享，請寄到catherine@edxautism.com。

4. **樂在其中**！您可以利用這本書與孩子互動。請記住，玩得開心是學習歷程中，不可或缺的一部分。

致謝

首先我要感謝所有參加《自閉症論壇》（*Autism Show*）推播的來賓，您們的精闢見解讓我受益良多。

謝謝Robert Bull精彩的圖解說明，請繼續作畫不要間斷。謝謝您的姐姐Andrea Bull，在我剛開始萌發出版本書的構想時，熱心提供協助並攜手合作克服困難。

感謝所有信賴這個企劃，並以金錢支持自閉症活動手冊Kickstarter活動的人，缺少您們之中的任何一位，這項企劃都將胎死腹中。

謝謝所有我曾接觸過的家庭，您們的奉獻和承諾著實是一劑強心針。

最後要感謝我的堂兄Alex，他提供了最豐沛的靈感來源。

優惠資訊

特價——12項以上的活動和遊戲！

學習未必乏味！利用遊戲約會的概念，幫助孩子學習社交技巧。

請利用免費的社交技巧活動設計，歡迎立刻到以下網站AutismHandbooks.com下載這些活動，並且掌握特價和贈品等優惠活動內容。

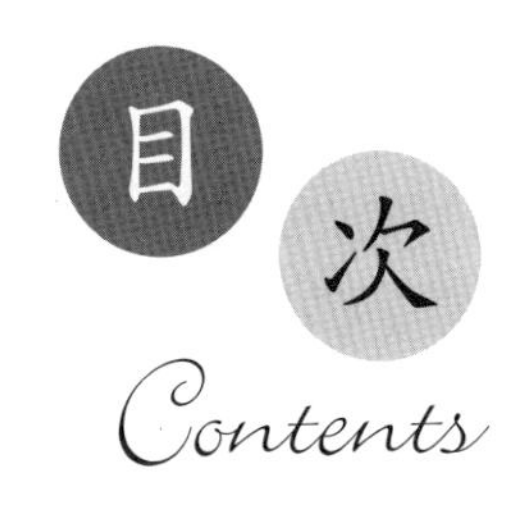
目
次
Contents

目
次
Contents

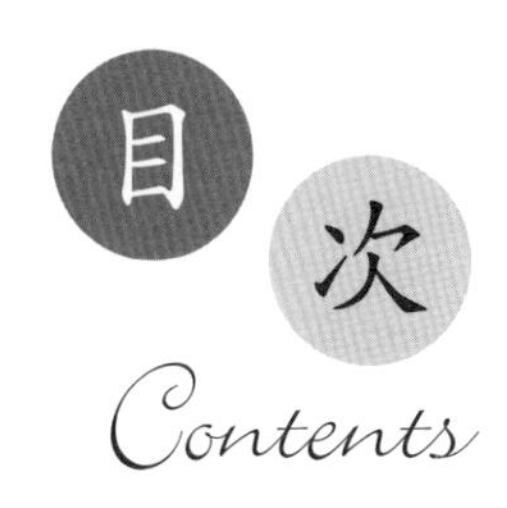

第一章　溝通

患有自閉症類群障礙和其他疾病的孩子，可能出現溝通技巧發展遲緩的問題，不過該如何評估孩子的溝通能力呢？

第1階段——缺乏能力進行有目的的溝通，但對感受和情境會有反應

例如：會哭泣、有臉部表情、身體動作、微笑、能發出一些很簡單的聲音。

第2階段——可以利用手勢和／或聲音，刻意傳遞非語言的訊息

孩子有能力透過溝通引起你的關注。溝通能力處於這個階段的孩子，可能具有共享式注意力（joint attention）（譯注：共享式注意力是一種相互協調的注意力，雙方透過眼神注視及手勢溝通，共同分享同一件有趣事物的注意力）。孩子開始能了解某些字詞的意義，並且能夠依循簡單、基本的指示。當孩子了解某些字詞的意思之後，就能夠運用口語溝通。

第3階段——使用基本的詞彙指稱人物、物品或動作

處於此溝通階段的孩子，只能使用單字表達自己的意思，舉例來說，孩子會指著父親的椅子說「爸爸」。但是如果孩子使用簡稱，可能就很難了解某些字詞的意思，例如稱呼香蕉爲「蕉蕉」。

第4階段——使用兩個字的詞語

處於這個階段的孩子在問問題時會改變音調，而且會使用諸如「媽呢？」等用詞。

本書所介紹的活動，主要是幫助溝通能力處於第3階段和第4階段的孩子。

現在你應該已經更了解孩子的溝通能力了，可以開始進行本章所介紹的活動。

請跟孩子們一起快樂地開始邊玩邊學吧！

歌唱接龍（模仿和互動）

這項活動特別針對難以自動自發開始說話或很少說話的兒童設計，不但有趣、迷人，而且能夠幫助孩子與他人互動。利用熟悉的歌曲，協助孩子主動開口說話。在開始進行這項活動之前，你可以先用熟悉的童謠和歌曲進行預習、暖身。

材料

‧孩子喜歡的遊戲器材，例如盪鞦韆、大健身球或小彈簧墊

步驟

1. 讓孩子玩他們喜歡的遊戲器材，例如盪鞦韆、在大健身球上彈跳、在小彈簧墊上跳躍。
2. 一面陪孩子玩一面唱兒歌，例如「ABC」或「划呀划呀划著你的船」。
3. 趁孩子忙著玩耍時，留下歌曲的結尾不要唱完。
4. 等孩子自己接著把歌曲唱完。
5. 重複幾次相同的活動。

6. 可以試著使用更多歌曲或童謠進行活動，並且留意孩子是否對某一首歌特別感興趣。

替代方案

如果孩子比較年長或對童謠不感興趣，也可以改唱些孩子熟悉的流行樂曲。

學習新字詞（增加詞彙）

所擁有的詞彙數量多寡，會塑造人們思考及了解世界的方式，能夠掌握各種詞彙才會有出色的學業表現。此外，逐漸擴增孩子使用的詞彙數量，也可以幫助他們發展語言和讀寫能力。父母和老師應該領先孩子一步，提供他們比現有理解能力略高一籌的詞彙，協助他們學習新的詞彙。言談的內容雖然重要，但是表達方式也不容忽視。

材料

- 無

步驟

1. 順著孩子的話題（如此一來他們比較容易注意你的用詞遣字），與孩子談論他們感興趣的事情。
2. 提出說明。孩子過了嬰兒期階段，你就可以開始使用比較廣泛的詞彙。你們可以討論未來將發生的事件，例如因為車子髒了所以要去洗車，也可以說說過去發生的事件（「還記得什麼時候發生車禍嗎？」）。

3. 等候並傾聽。不要喋喋不休地說個沒完，說完一段話之後，應該停下來讓孩子有機會回應。
4. 使用動作輔助來解釋詞彙的意思。利用適當的臉部表情、手勢和動作，提供孩子強烈的視覺線索，幫助他們學習並了解新詞彙的意義。舉例來說，在解釋「疲累」這個詞彙時，你可以打呵欠或躺下來。
5. 重複、重複、再重複。在不同的情況下重複使用相同的詞彙，來幫助孩子學習。孩子通常必須先了解詞彙的意義，然後才能嘗試運用這個詞彙。
6. 變身為人類字典。在使用新的詞彙時，先簡單說明詞彙的定義，讓孩子了解新詞彙的意義。如果在說明時能將孩子包含其中，他就更容易了解新詞彙的意義。舉例來說，在為孩子解釋「緊張」這個詞彙時，你可以說「還記得你的生日宴會嗎？那時候你有多緊張？不過終於能自在地和新朋友一起玩以後，你就不再覺得緊張了。」

替代方案

如果孩子還是個喜歡玩玩具車的小嬰兒，你可以使用「嗶嗶」或「撞車了」這類詞彙。至於幼兒或年齡較長的兒童，則可以教導他們比較困難的詞彙，例如「機器」或「交通」。

吹泡泡遊戲（使用句子交談）

吹泡泡。許多孩子會花上好幾個小時的時間，先吹出泡泡再打破泡泡。吹泡泡是很棒的活動，不但價格便宜而且能和孩子互動，協助他們融入口語和非口語遊戲。你不但可以利用吹泡泡遊戲，鼓勵孩子與你或其他孩子溝通及互動，也能夠利用吹泡泡遊戲營造適當的情境，鼓勵孩子傳遞訊息給你──「再多吹一些泡泡！」

材料

- 吹泡泡用的吸管
- 泡泡液，可購買或自製（配方：1份洗碗精混合3份水；加上幾小匙糖）

步驟

1. 與孩子面對面站立，彎下腰來讓自己與孩子等高，這樣比較容易促進互動。
2. 向孩子說明遊戲的進行方式，例如：「現在我們來吹泡泡。」

3. 開始吹泡泡。暫停並等候孩子與你溝通，要求你多吹一點泡泡。孩子可能用語言或非語言的方式表達他們的希望，例如看著你、手指著泡泡液或伸手想拿吹泡泡的吸管。*
4. 再多吹一些泡泡。然後再停下來，繼續等候孩子與你溝通。

* 如果孩子有溝通困難，可以提供一些線索，幫助孩子傳遞訊息。舉例來說，你可以把身體往前傾，拉近與孩子之間的距離、充滿期待地看著孩子、說出字詞的第一個發音。如果這麼做還是無法幫助孩子與你溝通，你可以先說一個字或一個短句讓孩子複誦。

替代方案

可以在進行「遊戲約會」時安排這個遊戲。如果孩子有說句子的能力，鼓勵他說出比較長的句子，例如你先說「哇！這個泡泡好大！」或「你去抓泡泡！」，然後等候孩子說出自己的想法。如果孩子需要協助，也可以說些話來引發孩子說話，例如「你看，那個泡泡……」，接著等候孩子把整個句子說完。

擠擠我！（使用句子交談）

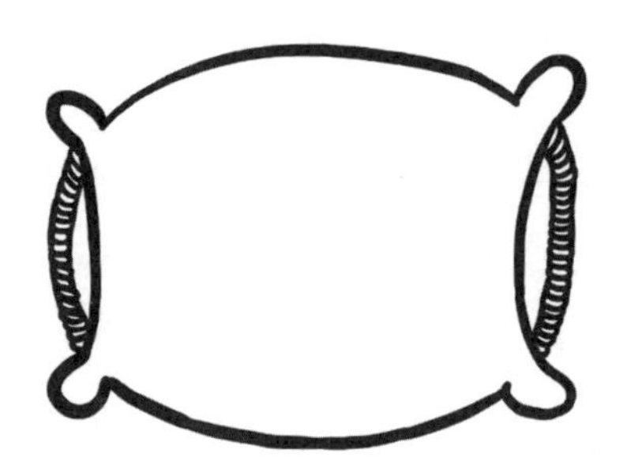

在我接觸過的兒童中，有不少孩子很喜歡被緊緊擠壓的感覺。被雙手緊抱或用靠墊輕輕擠壓，可能會讓孩子感到安心、受到鼓勵。能受到擠壓也許是引發孩子使用句子溝通的絕佳動機。

材料

・柔軟的靠墊或枕頭

步驟

1. 讓孩子躺在沙發上，告訴他，你要用靠墊或枕頭擠壓他。
2. 用一個沙發靠墊或枕頭，輕輕擠壓孩子的軀幹或手臂。輕輕施壓。如果孩子喜歡這種感覺，可以持續施壓約10秒鐘。
3. 鼓勵孩子說一句短短的話，例如「擠我！」或包含三個字的長句，例如「請擠我」，低下頭來讓你的臉部與孩子的眼睛等高，使孩子有機會和你目光接觸。如果孩子需要協助，可以提供有幫助的提醒。當孩子提出要求時，就再用力擠壓孩子一次。
4. 和孩子互換角色，讓他嘗試擠壓你！

扮演偶像（詢問／回答私人問題）

許多孩子喜歡裝扮或扮演他們喜愛的人物角色，對卡通人物感興趣的孩子尤其適合這項遊戲。這項遊戲能藉由詢問和回答私人問題，幫助孩子練習與人溝通及互動的技巧，訓練孩子對其他人產生興趣。

材料

- 連接網路
- 印表機
- 紙
- 筆或鉛筆
- 二張椅子

步驟

準備

1. 上網搜尋卡通人物的圖片。
2. 將孩子喜歡的卡通人物圖片列印出來。（可以將卡通人物的臉部圖片貼在一根棒子上，再拿起來遮在你的臉前面；也可以把列印出來的圖片，直接拿起來遮在你的臉前面。）

3. 和孩子一起坐下來，想些問題詢問卡通人物，例如「你叫什麼名字？」或「誰是你的朋友？」。你也可以把問題寫下來，並讓孩子記住。

訪問

1. 將兩張椅子面對面放好；孩子和你各坐在一張椅子上。
2. 拿起一張卡通圖片，告訴孩子，請他假裝你就是那個卡通人物。
3. 讓孩子詢問卡通人物幾個問題。
4. 重複訪問所有的卡通人物，接著和孩子交換角色，由他扮演卡通人物，接受你的詢問。

食物怪獸（詢問／回答以「什麼」爲開頭的問題）

在進行活動時，裝傻有助於維持孩子繼續玩遊戲的動機。這項遊戲可以讓孩子在你吃點心時，順便學習並練習如何詢問及回答以「什麼」爲開頭的問題，這可是個雙贏的遊戲呢！

材料

- 三盤不同的點心，每一種點心都是一口大小（水果片、堅果、小顆的巧克力糖）
- 叉子

步驟

1. 和孩子一起坐在桌旁，桌上擺好三盤點心。
2. 請孩子餵你吃點心。
3. 教導孩子問你：「你想吃什麼？」
4. 告訴孩子答案並要他用叉子叉起點心餵你吃。你在吃點心時必須裝瘋賣傻或模仿妖怪的表情，吸引孩子的注意力。

5. 每次吃完一口點心，就要孩子再重複問你：「你想吃什麼？」
6. 繼續扮演食物怪獸，直到吃完點心為止。

替代方案

這項遊戲非常適合在點心時間進行，可以讓孩子與兄弟姊妹一起玩，或在遊戲約會時與朋友們一起玩。當孩子了解遊戲的進行方式之後，你可以增加餐桌上的點心盤數量。

卡片對對碰（進階溝通）

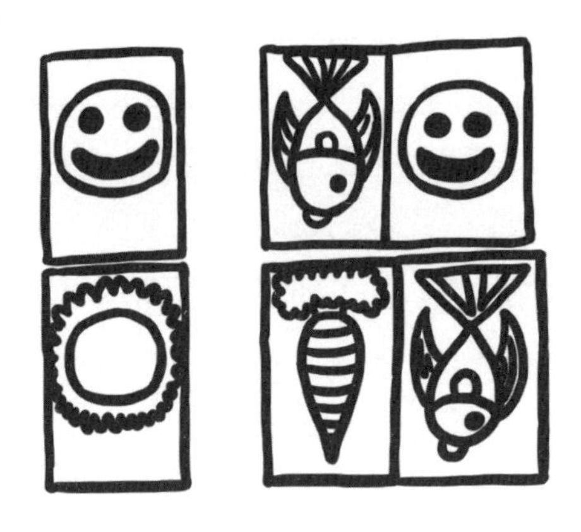

在幫助孩子學習進階溝通技巧時，輪流轉換話題的遊戲是絕佳妙方。學習輪流轉換話題的好方法，莫過於我們兒時也曾玩過的卡片對對碰遊戲。這項遊戲可以幫助孩子練習說出簡單的敘述句。

材 料

· 記憶卡遊戲（市售卡片或使用相同的圖片自製）

步驟

1. 一開始先使用兩對卡片（當孩子對遊戲方法更熟練後，就可以多增加幾對卡片）。
2. 將卡片正面朝下，呈格狀排列。
3. 教導孩子翻開兩張卡片，如果兩張卡片恰巧成對，就請他造一個句子。舉例來說，如果配合成對的是兩隻獅子，孩子可以說「一隻大獅子睡在洞穴裡。」如果翻開的卡片沒有成對，就將卡片翻向背面再放回原位。
4. 你和孩子輪流翻卡片。

我有什麼感覺？（表達情緒資訊）

孩子必須有表達情緒的出口。引導他們寫日記，對協助情緒表達非常有幫助。這項遊戲很適合有能力了解完整句子的年長孩童。

材料

· 筆記簿
· 麥克筆、筆或鉛筆

步驟

1. 讓孩子設計筆記簿的封面並寫上姓名。
2. 告訴孩子你會在每天忙完所有事情以後寫日記，他也可以在一天結束時寫日記。
3. 在一天結束時（或一堂課結束時）鼓勵孩子寫一兩句話，表達他們當天的心情。舉例來說，孩子可能會寫「湯米拿走我的簿子時我很生氣。」或「今天不用上學我很高興。」
4. 也可以讓孩子配合寫下來的感受畫一張圖。

5. 為孩子擬定一份寫日記的時間表（例如一天一次或一週三次）。

替代方案

如果孩子很難用文字表達某一種情緒，可以在日記內頁列出各種情緒的相關字句，幫助他選用適當的文字表達情緒。

劇場表演（語調）

有些罹患自閉症類群障礙的孩子（和成人）頗有表演天分，這項簡單的劇場表演活動，可以幫助孩子學習運用不同的語調，這項遊戲對發音單調的孩子特別有幫助。

材料

- 連接網路（利用網路搜尋只有兩個角色的簡短劇本）
- 道具或戲服

步驟

1. 上網搜尋適合孩子發展階段（簡單、簡短）的雙人劇本（也可以自行編寫劇本）。
2. 將劇本念給孩子聽，讓孩子選擇自己想要扮演的角色。
3. 讓孩子挑選適當的戲服或道具。
4. 與孩子一起閱讀劇本，指導孩子用語調表達角色的各種情緒。
5. 重複扮演數次，直到孩子可以用不同的音調表現角色的情緒爲止，然後讓孩子在家人面前演出這齣短劇。

筆記欄

分享昆蟲照片（進階溝通）

你可以利用這個有趣的互動式遊戲，與孩子輪流說話和傾聽。這項遊戲適合有能力和你簡單相互交談的孩子。只需要一部數位相機（或具備拍照功能的智慧型手機），就能進行這項活動。

很多孩子覺得昆蟲很有趣；這項遊戲是花時間親近大自然，並且學習昆蟲相關知識的絕妙方法。如果孩子害怕或不喜歡昆蟲，你也可以利用散步途中隨處可見的其他有趣事物取代，例如樹木或葉子等等。

材料

- 數位相機或具拍照功能的手機

步驟

1. 在附近散步並拍攝你或孩子感覺有趣的影像。舉例來說，你可能發現一隻有趣的瓢蟲，孩子可能找到一隻螞蟻。
2. 散步回家後與孩子一起看照片。

3. 輪流爲對方說明照片中的昆蟲名稱、對這隻昆蟲的了解（頭部的位置、身體的顏色等），以及對這隻昆蟲感興趣的原因。

替代方案

你們也可以嘗試在不同的環境中拍攝有趣的影像，例如雜貨店裡的各種商品，或動物園裡的各種動物等等。

共享式注意力（進階溝通）

共享式注意力、模仿和假裝遊戲，對溝通和社交互動極爲重要，及早培養這些重要技能可以提高勝算，讓孩子擁有比較好的溝通能力。

你可以幫助孩子發展這些溝通技能，不過切記要讓孩子主導，你要做的是留意他的興趣、了解他喜歡的玩具或從事的活動。你可以設定進階溝通的程度，與孩子一起同樂。

材料

· 無

步驟

1. 觀察並與孩子討論他感興趣的事物。

   舉例來說，如果孩子喜歡汽車，你可以查看自己日常的例行活動，找出下列與汽車有關的活動，例如：

   *每天坐車去日間照護中心

   *去洗車

   *幫汽車加油

*閱讀與汽車有關的書籍

*遊戲時玩小汽車

2. 坐或蹲坐在地板上，讓自己與孩子等高。
3. 問孩子他正在玩什麼玩具或正在看什麼東西，然後說出你的看法，例如：「哇，這部車子跑得好快！」
4. 模仿孩子正在做的事情，加入他的活動。
5. 引起孩子的注意力之後，就可以再增加一個相關活動，觀察孩子是否會模仿你的動作。舉例來說，如果孩子正在玩玩具廚房，剛開始時你可以模仿孩子的行爲，然後嘗試做些和孩子不同的動作，例如使用玩具廚房裡的鍋子等。
6. 鼓勵孩子模仿你的行爲，然後不斷反覆一起玩這項遊戲。

刻意說話（進階溝通）

對某些自閉症類群障礙的孩子來說，刻意溝通可能是很困難的行爲。刻意溝通是指爲達特定目標而傳遞訊息（舉例來說：直接要求給他一塊餅乾），如果孩子使用間接的方式傳達訊息（屬於早期溝通），你可能很不容易正確了解他想表達的意思。在與孩子建立能夠彼此溝通的關係時，應該從嘗試了解他話裡的意思開始。這項活動可以鼓勵孩子與你互動，並讓他有機會直接傳遞訊息給你。

材料

・紙和筆，用來做筆記

步驟

1. 彎腰或蹲下來使自己與孩子的眼睛等高，留意孩子關切的焦點和興趣。當你與孩子面對面時，孩子比較容易看著你並和你溝通。
2. 記錄孩子在某些情境下發出的聲音和喧鬧聲，同時也記下你認爲這些聲音所代表的意義，以及孩子嘗試表達的意思。
3. 配合孩子所傳達訊息背後隱含的意義，說出適當的話語並做些事情，幫助孩子連結行爲的意義。舉例來說，當孩子看著桌上的餅乾發出聲音，或當他看見並聽見喜愛的音樂玩具而露出笑容時，你都可以嘗試解讀孩子的意思。你可以說「媽媽……餅乾！」或「你想要吃餅乾」，並且遞給孩子一塊餅乾。你可以拿起音樂玩具並且說：「你喜歡這個音樂」或「好好聽的音樂！」等。
4. 鼓勵孩子針對某個目標明確的活動傳達訊息，例如得到點心、跳上彈簧墊、想要呵癢等。
5. 暫停一下，等候孩子直接與你溝通。舉例來說，你可以先幫助孩子跳上彈簧墊，然後先鼓勵他說「跳」或更長的句子之後，再幫他跳上彈簧墊。
6. 請務必順隨孩子的需求進行引導，充分利用孩子喜歡的活動，在發現孩子失去興趣時，就應該停止活動。

筆記欄

第二章　社交技巧

「必須直接教導患有自閉症類群障礙的兒童和成人社交思考技巧，如此才能開啟他們生命中的大門，從社會的角度了解生活中的各個層面。」

Temple Grandin博士

什麼是社交技巧？

社交技巧包含下列一項或多項技巧：

- 交友技巧——建立並維繫友誼，處理同儕壓力。
- 情緒技巧——自己調整情緒、解讀面部表情和身體語言。
- 遊戲技巧——假裝和想像遊戲、與其他人一起玩耍、與其他人輪流玩遊戲、因應失敗、處理衝突。
- 談話技巧——問候別人、加入談話、察覺人際距離、結束談話。

自閉症兒童在哪些領域會發生困難？

患有自閉症類群障礙的兒童，通常很難與人產生社會互動，也不容易與其他人進行語言和非語言的溝通，以及在腦海中想像遊戲的進行方式。因此教導這些孩子社交技巧，能讓他們有機會融入社區並結交朋友。

一般來說只要成人略加引導，孩子們就能自然掌握社交技巧。但是患有自閉症類群障礙或類似病症的孩子，卻必須花費更多努力，才能習得進入社會所需的社交技巧。

許多自閉症類群障礙兒童在與同儕發生社會互動時，會感到不知所措、壓力沉重。不過我們可以在安全的情境下，幫助這些孩子練習社交技巧、簡化社會規範，並以自閉症兒童所能理解的進程說明社交技巧。

本章包含的活動和遊戲，或許能啓發您實用的構想，幫助孩子發展社交技巧。

猜猜我在看哪裡？（目光接觸）

目光接觸的行爲，代表我們對別人正在表達的內容感興趣並且注意傾聽。這項遊戲可以教導孩子如何利用目光接觸，吸引別人的注意力。孩子學習追尋你的目光，看見你的注意力聚焦的焦點。

材料

· 10張孩子喜歡的物品或人物圖片
· 膠帶

步驟

1. 將10張圖片貼在房間的牆上。
2. 讓孩子站在房間一側，看著其中一張圖片。
3. 追尋孩子的目光，猜測孩子選擇的圖片。
4. 如果猜對了，就把那張圖片拿下來。
5. 然後輪到你，讓孩子猜猜你在看哪裡，並選出正確的圖片。
6. 繼續玩遊戲，直到所有的圖片都被拿下來爲止。

替代方案

對於比較年幼的兒童，可以利用這個概念，透過非語言的稱讚，增加自發性的目光接觸：

1. 有趣的眼鏡——戴著逗趣的眼鏡可以促使孩子看著你的眼睛。
2. 緊抱或呵癢——輕輕抱緊孩子或呵他一下癢（如果孩子喜歡），可以讓孩子感受到非語言溝通的增強。
3. 提議比賽——提議和孩子比賽，保持目光接觸時間較久的人勝利。
4. 在眼睛上貼貼紙——將兩張貼紙貼在眉毛上，與孩子簡短交談並鼓勵他看著貼紙。這麼做雖然沒有直接目光接觸，不過可以鼓勵孩子看著正確的方向。

照著我的指示這樣做（遵從指示）

自閉症兒童可能很難遵從指示。這項遊戲與「老師說」（Simon Says）類似，目的是幫助孩子利用傾聽而非視覺線索，來理解別人話語中的涵義。這項遊戲相當具有挑戰性，涉及聽覺訊息處理、遵從指示及衝動控制等功能。孩子可以在家單獨和你玩，也可以在學校裡、課堂上、甚至遊戲約會中和一群同學一起玩。

材料

・幾張彩色紙或幾個彩色地墊

步驟

1. 將彩色紙或彩色地墊放在地上，讓孩子們分開站在色紙或地墊周圍。
2. 在你說指示時，要求孩子們看著你。
3. 舉出某個顏色的色紙或地點，同時指示孩子們移到另一個顏色的色紙或地墊附近。例如舉出藍色方塊，並且告訴孩子們「站到綠色方塊旁邊」。
4. 讓孩子們輪流當領袖。

替代方案

如果原版遊戲太難，可以嘗試比較簡單的版本：

- 要求孩子們模仿你的行為，但不要理會你大聲說出的指示。
- 當你要求孩子們做某個動作時，自己做著截然不同的動作。舉例來說，一面輕拍自己的頭，一面要求孩子們立刻跳躍。（孩子們的正確動作，應該是遵照你的口頭命令立刻跳躍。）

丟石頭跳格子（輪流玩遊戲）

輪流轉換話題的技巧對年幼的孩子極為重要，可以幫助他們發展早期的社交技巧。讓孩子們從事活動（動作技能）是最佳良方，他們可以藉此快快樂樂地學習輪流轉換話題的技巧。這項遊戲的進行速度很快，孩子們很容易就能進入情況，在學校或家中舉辦的遊戲約會中，可以和一群孩子一起玩。鼓勵孩子將遊戲做不同的變化，可以學習更多技巧。

材料

- 可以在人行道上畫畫的粉筆
- 鋪設地磚的戶外區域
- 一塊小石頭

步驟

1. 用粉筆在地上畫一個大大的遊戲方格（和井字遊戲類似）。
2. 在每個方格中寫下或畫出指示，讓孩子可以藉此得到幫助或裝飾方格。

3. 每個方格的指示應該包含動作技能，例如原地跳二下、單腳跳四下、摸腳尖三下、原地轉身二次等。
4. 要孩子先將小石頭丟在遊戲方格上，然後往前進。
5. 將石頭丟進方格後，孩子必須先完成方格中所指示的動作，才能輪到下一個孩子玩遊戲。
6. 鼓勵孩子記住該輪到誰玩遊戲。

替代方案

除了動作技能以外，也可以使用相同的遊戲方格，幫助孩子學習字母、數字和運算問題。舉例來說，可以依據孩子的能力和年齡，在遊戲方格上，寫下加減乘除四則運算的問題。

準備遊戲約會（與朋友和手足一起玩遊戲）

除非你已擬定妥善的活動計畫，否則遊戲約會對患有自閉症類群障礙的兒童而言，是相當困難的活動。雖然如此，倘若能依照本文所描述的指引，要舉辦一場成功的遊戲約會並不困難。尤其年幼兒童的注意力廣度有限，因此一個小時的遊戲約會，必須準備三到五項活動才行。你必須先花些時間幫助自閉症類群障礙兒童熟悉某項特定遊戲，舉例來說，如果打算在遊戲約會中玩棋盤遊戲，在遊戲約會之前，必須先讓孩子玩幾次這項遊戲，幫助他了解遊戲規則。如此一來，孩子們才能在與其他兒童互動之前，充分了解這項遊戲的玩法。

將遊戲約會的人數侷限爲一位同儕。與人互動會使患有自閉症類群障礙的兒童承受龐大壓力，在進行多位同儕參與的遊戲約會之前，應該先讓孩子有機會與另外一位兒童練習遊戲約會的例行程序。

有時你可能需要出手協助孩子們維持正向的互動，不過也要容許孩子們有自己發展互動的空間。如果想要孩子擁有快樂時光，並且對遊戲約會留下美好回憶，務必讓整個活動顯得簡單有趣！

步驟

1. 預先規劃——先想想你希望孩子掌握哪些技能，如果孩子喜歡玩樂高或畫圖，就可以先從這些活動開始，展開遊戲約會的互動。預先知道同儕方便的時間也很有幫助，如果能找到孩子們都感興趣的活動，那就更棒了！
2. 時間不要太長——要在短時間內讓孩子們集中注意力比較容易。
3. 規劃結束——不要忘記引導孩子們結束遊戲約會。練習時可以使用5分鐘倒數計時的計時器，宣布遊戲約會即將結束。準備獎品或以鼓勵的態度，等候孩子在朋友離開時說再見，或以其他方式向朋友道別。

以下是簡單的範例，說明遊戲約會的時間表：

- 前10分鐘——自由活動時間；讓孩子有機會從事自己喜歡的遊戲
- 接下來10分鐘——進行培養技能的遊戲（例如棋盤遊戲）
- 15分鐘——點心時間
- 10分鐘——進行培養技能的遊戲
- 10分鐘——進行戶外遊戲或其他進一步培養技能的遊戲
- 最後5分鐘——倒數計時

成功舉辦遊戲約會的其他祕訣：

- 成人可能已經忘記兒童怎麼玩耍，切記避免讓自己的先入之見干擾孩子們的互動。
- 繼續協助並避免在同儕面前糾正孩子的動作，以免孩子變得侷促不安。
- 保持敏銳的觀察力。密切注意孩子在玩耍時的社交行為，把握機會發掘孩子需要練習的社交技能。

筆記欄

腹式呼吸（利用運動展開遊戲約會）

利用簡單的呼吸運動做爲遊戲約會的開場活動，不但能適當暖身，也能幫助孩子們在開始遊戲約會前鎮靜下來。這些運動有助於減輕焦慮和壓力，幫助患有自閉症類群障礙的兒童發洩不安的情緒。

開始進行有意識地呼吸，能幫助孩子調整或平穩自己的情緒，對於有社交焦慮的孩子來說，是非常好的因應策略。

先讓孩子們一起做腹式呼吸，然後再開始進行需要更多互動的活動。在展開遊戲約會時，先讓孩子們深呼吸或做些瑜珈姿勢，可以幫助他們集中注意力。

材料

・無

步驟

1. 你自己先在地板上坐下，然後讓孩子們面對著你，也在地板上坐下來。
2. 要求孩子們模仿你的動作。告訴孩子，在吸氣時讓空氣充滿肚子，接著讓他們看你示範正確的腹式呼吸技巧。
3. 要孩子們先用鼻子慢慢吸氣，讓肺部充滿空氣。
4. 接著憋住呼吸從一數到五。
5. 然後慢慢從口中吐氣。
6. 重複腹式呼吸五次。
7. 提醒孩子們腹式呼吸是很好的運動和策略，當感覺心情煩躁時，可以使用腹式呼吸來平靜自己的心情。

沙包投籃（具教育意涵的遊戲約會活動）

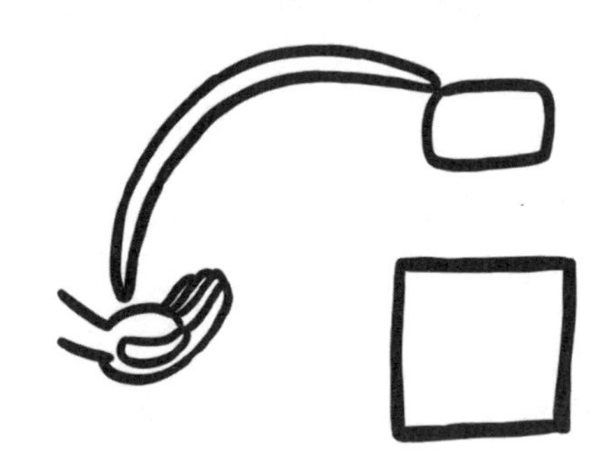

遊戲約會是讓孩子們進行教育性遊戲的好時機，他們可以藉機練習輪流玩遊戲和社交技巧。利用這項活動，讓孩子們一面投籃，一面聽你提問問題（例如與課業或數學演練有關的問題），寓教於樂，誰說教育性遊戲必然索然無味呢！

材料

- 沙包（或小型填充玩具）
- 小籃子（或尺寸相似的容器）

步驟

1. 將籃子放在地板上，距離孩子們幾步遠。
2. 選一個主題來提問（家庭作業或加法、乘法等數學演練）。你可以將問題寫在紙上，以便讓自己在孩子們玩遊戲時能輕鬆提問。
3. 讓每個孩子輪流回答問題，回答正確就可以贏得一次丟沙包的機會。
4. 答案正確可以得一分，沙包準確落入籃子也可以得一分，遊戲結束時得分最高的孩子就是贏家。

玩偶掌中戲（具創意性的遊戲約會活動）

患有自閉症類群障礙的兒童，通常會對學校或家中療程的結構式例行活動和訓練，感到負擔過重。用玩偶玩遊戲，可以培養孩子的創造力和想像力，打破結構式的例行活動，幫助孩子發展抽象思考和概念。這項活動可以單獨與孩子玩耍，也很適合在遊戲約會時進行。

材料

・玩偶或填充動物

步驟

1. 讓孩子和玩偶一起坐在地板上。
2. 鼓勵孩子用玩偶演戲。你可能需要出手幫忙，讓孩子們依循你的引導。當孩子們熟悉用玩偶演戲的概念以後，他們就能自己利用玩偶創作戲碼。

進行玩偶掌中戲的範例如下：

- 外出用餐——讓玩偶在假想的餐廳中點餐，然後吃餐點。
- 生日——假裝有一隻玩偶要過生日，讓所有的玩偶坐在桌旁邊唱「生日快樂」歌。假裝有一個生日蛋糕，讓過生日的玩偶把蛋糕上的蠟燭吹滅。
- 就寢時間——讓玩偶從事就寢前的例行活動，包括換睡衣、刷牙等。
- 咬人——讓一隻玩偶假裝要咬孩子，然後讓這隻動物玩偶暫停並且要它向孩子道歉。
- 安慰——讓玩偶們安慰傷心的玩偶。
- 學校——讓玩偶們假裝在學校上課，並指定一隻玩偶當老師。

替代方案

如果孩子缺乏抽象思考或想像力，你也可以在網路上找尋簡短、簡單的劇本，讓他們按照劇本演出。請注意，務必選擇符合孩子發展年齡的劇本。

畫臉遊戲（情緒辨識）

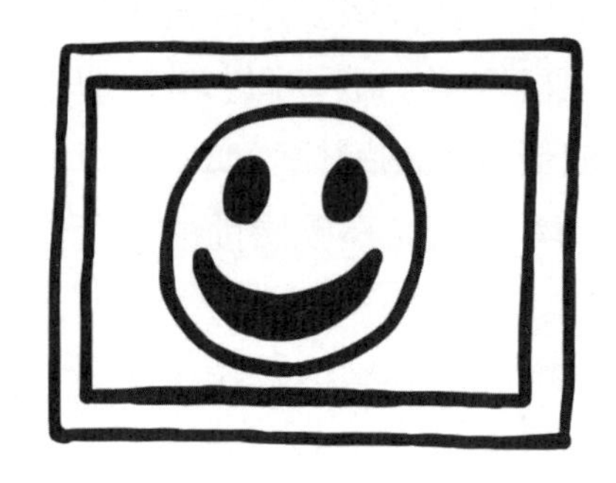

有些自閉症類群障礙兒童很難辨識臉部細微的情緒反應，利用這項遊戲可以讓孩子一面玩，一面練習臉部辨識，並增進情緒智商。藉由了解臉部特徵的細微差別，不但能幫助孩子了解他人的情緒和反應，更是發展社交技巧的一部分。

材料

- 白板
- 白板筆

步驟

1. 畫一張沒有臉部特徵的臉（例如少畫一抹笑容、一個眼睛或一條眉毛）。
2. 在圖片上標記一種情緒，例如生氣、難過或高興。
3. 讓孩子將臉上遺漏的部分畫好。

替代方案

讓孩子找尋情緒線索，並根據孩子的發展水準調整困難度。舉例來說，如果孩子能力較強，可以讓他提出問題來確認臉部表情的感受，或者確認會使臉上出現此種表情的情境。

如果孩子才剛開始學習，你可以先把整張臉的特徵畫好，然後讓他標示臉部表情所表達的情緒。

情緒彩色罐（分享情緒和感受）

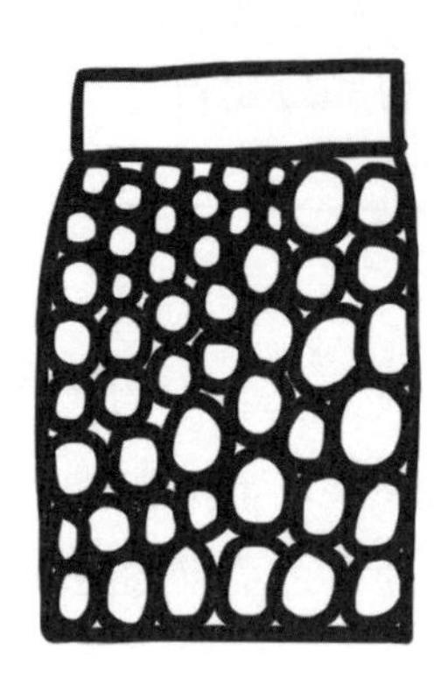

有時孩子很難表達自己的感受，尤其是患有自閉症類群障礙的兒童。這項遊戲可以幫助孩子們利用視覺線索，將情緒歸類，並且幫助他們表達和調整情緒。

材料

- 不同顏色的彩色小球
- 透明罐

步驟

1. 讓孩子指定每一種顏色的彩色小球所代表的情緒感受，例如藍色小球代表挫折、紅色小球代表生氣。
2. 讓孩子說出自己感受到的情緒，並拿起代表此種情緒的彩色小球放入罐中。
3. 教導孩子繼續感受各種不同的情緒，並且持續將代表該情緒的彩色小球放入罐中。舉例來說，如果孩子第一天上學後感覺心情五味雜陳，可以選擇一個藍色小球代表難過、一個紅色小球代表不安或擔心、一個綠色小球代表興奮。
4. 將罐子裡所有的彩色小球混合在一起，並向孩子說明同時懷有不同的情緒是正常現象。
5. 詢問孩子哪一種情緒感受最強烈，然後要他們在罐子裡多放一個代表這種情緒的彩色小球。舉例來說，如果對於第一天上學這件事，孩子最主要的情緒感受是不安或擔心，就讓他多拿一些紅色小球放進罐子。
6. 如果罐子裡主要裝著正面情緒，就告訴孩子感覺有點緊張或難過不需要擔心；如果罐子裡主要裝著負面情緒，就與孩子討論如何解決問題或處理這些情緒。

拍照遊戲（顯示對別人感興趣）

對別人感興趣是發展社交能力非常重要的一環，這項遊戲能幫助孩子在不需與人面對面，而且毫無壓力的情境下，了解同儕的細部變化。進行遊戲時，可以假裝讓攝影機說話。現在就開始玩吧！

材料

- 數位攝影機或智慧型手機
- 紙
- 四個人

步驟

1. 鼓勵孩子協助你找四位朋友或家人，願意讓你們拍幾張照片。你可以依據孩子的溝通能力，協助拍攝活動。
2. 為第一個人拍攝一張照片，然後在拍攝接下來的三張照片時，請對方在每次拍照都做些改變。舉例來說，在第二張照片他可以戴頂帽子、改變臉部表情，在第三張照片他可以脫掉襪子等。

3. 重複相同的拍攝過程，爲其他三個人拍照。總計每個人應該有四張照片。
4. 將所有的照片列印出來，然後把同一個人的兩張照片並排陳列。可以將照片貼在一張紙上，或列印在同一張紙上。
5. 讓孩子看每一張紙（包含兩張照片）。
6. 請孩子說出兩張照片之間的差別。
7. 使用其他組照片，重複相同的活動。

替代方案

如果孩子沒有能力完成拍照任務，可以請孩子認識的人（例如家人）提供一些有趣的照片。

捲尺好好玩（顯示對別人感興趣）

小時候我很喜歡玩媽媽針線盒裡的捲尺。捲尺雖然只是很普通的物品，但卻可以讓孩子們玩很久。這項遊戲能協助孩子們對其他人產生興趣，對別人感興趣是產生社交互動的開端。放下你的iPad，看看如何利用捲尺協助孩子展開社交互動吧！

材料

- 紙或海報看板
- 鉛筆或筆
- 捲尺

步驟

1. 在一大張紙或海報看板上寫下「姓名」，然後列出五個測量值：身高、腳的長度、臉的長度、食指長度和拇指寬度。
2. 讓孩子再提出三個測量項目，然後把這三個測量項目也寫在紙上。

3. 讓孩子測量自己的身體，並在正確的標題下寫上測量結果。
4. 讓孩子測量同儕或家人。你可以依據孩子的溝通能力，出手協助他們與人進行互動。

筆記欄

第三章　生活技能

「父母、教育者和專業人員與自閉症兒童互動的最終目標，乃是激發他們的潛力，成爲能夠自力更生、身心靈完整且對社會有貢獻的人。只要實施有效的結構式介入，將孩子的整體發展納入考慮，我們便有能力激發孩子的潛能。」

Karina Poirier博士，激發自閉症兒童的社交潛能

幫助患有自閉症類群障礙的兒童發展包括個人照護在內的實用生活技能非常重要，可以培養他們在家庭和社區中獨立自主的生活能力。本章所述活動可提供教導這類技能的指示和策略。

什麼是生活技能？

生活技能包括個人衛生和安全等基本技能，以及烹調、清潔、穿衣、購物、在餐廳點餐、避開危險和做出正確選擇等能力。此類技能有部分與社交技巧重疊。

為什麼教導生活技能如此重要？

孩子獨立生活的能力愈高，就業與生活選項就愈多。此外，有能力自己處理事務的孩子，自尊也相對較高。

安排生活技能活動

每個家庭的運作方式不同，時間安排也不同。關於這些活動的頻率安排，並沒有不可變通的準則。活動頻率取決於孩子的能力和家庭的生活型態。

你在擬定自己的每日和每週例行活動時，可以儘量將這些活動納入其中。舉例來說，試著一週三次，納入15到20分鐘的此類活動。

孩子的父母或照顧者在安排每日和每週例行活動時，必須考慮下列事項：

思考一天之內可以騰出15分鐘的時段，也許是傍晚孩子放學後，或就寢前，或者也可以安排在孩子做功課時暫停15分鐘進行此類活動。

試試看，你可以讓這類活動成為家庭日常生活的一部分嗎？

猜對吃一口（進食）

用餐時間可能是一天中壓力最沉重的時段之一，患有自閉症類群障礙的兒童通常很挑食，有些孩子不喜歡帶有某種口感、氣味或味道的食物。這項遊戲可以幫助孩子邊玩邊嘗試新食物。在開飯前及用餐時間可以播放令人心情愉快的音樂，幫助安定孩子的情緒。如果孩子對嘗試新食物感到不安，可以鼓勵孩子利用食物玩遊戲，幫助他們放鬆心情。

材料

- 水果和／或蔬菜
- 餐盤
- 眼罩（不一定需要）

步驟

1. 將水果和蔬菜洗淨並擦乾，讓水果或蔬菜保持完整。
2. 讓孩子戴上眼罩或閉上眼睛，嘗試利用觸覺猜測每一種水果或蔬菜。如果孩子無法猜出是哪一種水果或蔬菜，可以提供孩子線索。你可以限制孩子每一種蔬果只能猜三次，然後再繼續猜下一種蔬果。

3. 在孩子準備好要嚐嚐水果或蔬菜的味道後，把水果或蔬菜切成一口大小，然後讓孩子利用嗅覺和味覺來辨認水果或蔬菜。

替代方案

將一個硬紙盒顛倒放置，裡面放些完整的水果或蔬菜，上面鑽洞讓孩子可以把手臂伸進去。讓孩子觸摸盒內的水果或蔬菜，然後猜猜看盒子裡面是哪一種蔬菜或水果。

早餐麥片項鍊（空閒時咀嚼）

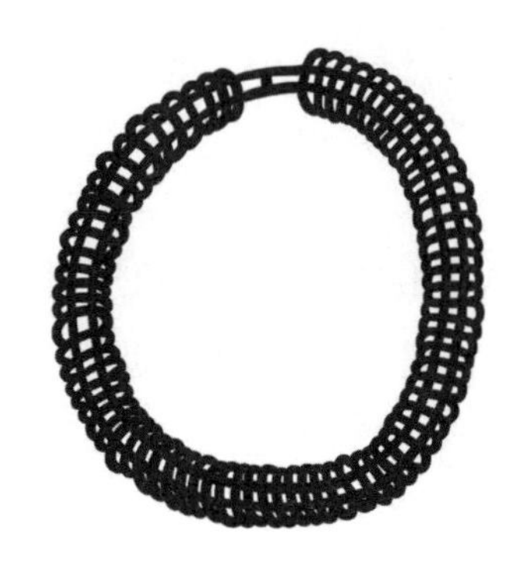

有些患有自閉症類群障礙的兒童喜歡咀嚼不能吃的東西，例如T恤的衣袖或襯衫的衣領。我曾認識一個孩子，他身上的衣服到處是被咬破的洞。你可以利用這項活動，協助孩子製造一條可以食用的項鍊，滿足他們咀嚼的需要。

材料

- 細繩或有彈性的細繩
- 中間有孔的早餐麥片（甜甜圈形狀的早餐麥片）
- 剪刀

步 驟

1. 裁剪彈性細繩用來製作項鍊，掛上後長度至少與孩子的鎖骨相距三英寸（7.7公分）。
2. 在繩子的一端打個大結。
3. 先串上一些早餐麥片，然後繼續增加早餐麥片的數量直到串滿整條項鍊。
4. 把繩子兩端繫在一起。

替代方案

如果孩子不喜歡項鍊，也能製作可以食用的手鍊。

焦慮解除罐（控制情緒）

能舒緩焦慮的玩具可以幫助孩子安撫自己的情緒，不致深陷焦慮之中。（注意：最好是在孩子情緒平穩時從事這項活動。）利用亮片粉製造焦慮解除罐，能夠幫助孩子在感到壓力或不安時調整自己的情緒。你可以一面和孩子討論他們的感受，一面一起製作焦慮解除罐，幫助他們表達自己的情緒。將製作完成的焦慮解除罐，放在孩子容易取得的地方，方便他們在需要平靜心情時使用。

材料

· 植物油
· 食用色素
· 水
· 彩色亮片粉
· 透明罐
· 麥克筆

步驟

1. 詢問孩子快樂或滿足的感覺，讓他選擇符合這些感受的亮片粉。
2. 詢問孩子難過的感覺，讓他選擇一種符合這種感受的食用色素，然後在罐子裡加上一滴或兩滴食用色素。
3. 將罐裡的所有成分（彩色亮片粉和少量植物油）和水混合。
4. 將罐子蓋緊，輕輕搖晃罐子，觀察油和水混合又分離的現象。

跨越障礙訓練（集中注意力）

對患有自閉症類群障礙的兒童來說，集中注意力通常是相當困難的挑戰。對於比較年幼的兒童來說，一步一步進行活動，可以幫助他們的大腦安排需要集中注意力的任務。這項活動是藉由跨越障礙的訓練，幫助孩子的大腦發揮組織安排的功能。最好在孩子坐下來進行需要集中注意力的活動之前，先進行這項遊戲。在進行這項遊戲時，孩子必須集中注意力，記住指示，完成跨越障礙的挑戰。

材 料

- 家庭用具
- 房間、玄關或開闊的空間

步 驟

1. 利用各種家庭用具，建造一個小型的跨越障礙訓練場。舉例來說，可以在地上放置兩張椅子、一張桌子、幾個湯鍋和平底鍋。可以讓孩子協助布置跨越障礙的訓練場地。

2. 提供孩子具體指示並要求他記住，以便幫助他完成跨越障礙訓練。

跨越障礙訓練範例如下：

- 繞著第一張椅子走兩圈。
- 爬過桌子底下。
- 在第二張椅子上坐五秒鐘。
- 圍繞湯鍋和平底鍋跳舞。

替代方案

讓孩子在紙上簡單畫下跨越障礙訓練場的地圖，包括家庭用具，如此可以提高孩子參與活動的興趣。

年齡較長的兒童或許需要更能安定情緒的活動，才能協助他們準備從事需要集中注意力的活動，例如填字遊戲或邏輯謎題。

緩和焦慮運動（控制焦慮感）

如果孩子有社交焦慮，一大群人聚在一起可能會觸發他的社交焦慮。大肌肉群運動可以減輕焦慮，下次當孩子因為出席大型聚會感到焦慮，可以事先預留時間從事這類運動做為暖身準備。

材料

- 牆壁（不一定需要）
- 重物（不一定需要）

步驟

教導孩子在面對可能觸發焦慮的社交情境前，先預留幾分鐘進行下列一項或幾項運動：

1. 原地跳躍。
2. 利用牆壁做俯臥撐。
3. 拿著重物或沉重的球繞著室內行走。

筆記欄

釣魚樂（動作技巧）

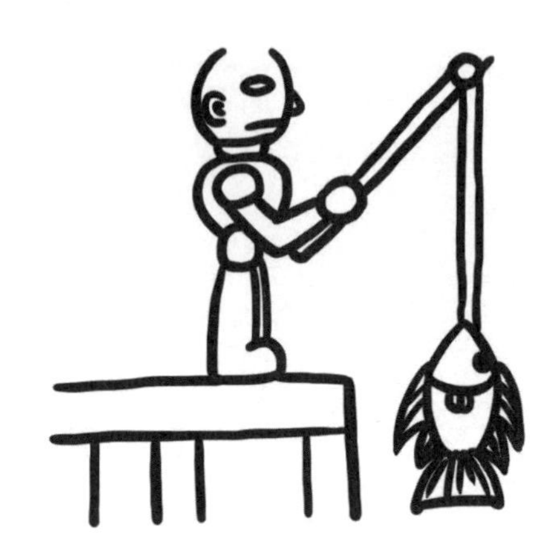

這項簡單的釣魚遊戲，可以幫助孩子增強粗動作技巧。你需要上網找些圖片。

材料

- 用紙或薄卡紙製作魚（長度約2英吋或5公分）
- 迴紋針
- 小磁鐵片
- 自製釣魚竿（繫上一條細繩的木棒）
- 膠水
- 可上網的裝置和印表機

步驟

1. 在網路上搜尋孩子正在從事的活動，例如跳躍、跑步、爬行或揮拳，並將簡單的動作圖片列印出來。
2. 用膠水或膠帶將圖片貼在魚身上，然後將迴紋針別在魚身上。
3. 將磁鐵貼在細繩末端，讓孩子利用磁鐵吸附魚身上的迴紋針，把魚釣起來。
4. 孩子將魚釣起來以後，讓他完成魚身上所貼圖片的動作。

食物畫（細動作技巧）

患有自閉症類群障礙的兒童通常需要一些額外幫助，來練習細動作技巧。包含細動作技巧的活動，有些可能相當枯燥乏味。不過既然許多孩子喜歡用手指畫畫的感覺，爲什麼不試著使用食物來畫畫呢？這種另類的繪畫遊戲，可以利用家中現有的用品，增添繪畫（和練習細動作技巧）的樂趣。

材料

· 手指畫顏料
· 海報看板或一大張紙
· 各種形狀和尺寸的繪畫用具（例如蔬菜棒、豌豆莢、葡萄乾）

步驟

1. 一開始先使用尺寸較大的繪畫用具，例如蔬菜棒。
2. 將繪畫用具浸入手指畫顏料。
3. 建議孩子畫些東西，例如房子或樹木。你也許需要視情況幫助孩子畫畫，例如用手握著孩子的手，或先畫個樣子讓他模仿。
4. 先使用尺寸較大的繪畫用具（例如蔬菜棒、葉子），然後再改用尺寸較小的繪畫用具（例如豌豆莢、葡萄乾）。

用力擊球（粗動作技巧）

有些自閉症類群障礙兒童的身體基本協調能力不佳，因此不易完成坐、站等動作，他們可能因爲協調困難，以致對運動和體能活動喪失興趣或缺乏自信。這項遊戲簡單而且有趣，我曾見過許多孩子利用這項遊戲，在與其他兒童打球時成功建立自信。

用力擊球不但可以幫助孩子發展視覺追蹤（不需要藉助電視遊戲）和球類技能，也能培養孩子的本體感覺（與移動和身體位置有關的感覺資訊）技能。

但是切記不要太過重視技術，現在就動起來吧！

材 料

- 球
- 繩索或其他可以懸掛球的用具
- 彈性人造纖維織物或褲襪
- 玩具棒球棒或球拍

步驟

1. 將球放在彈性人造纖維織物或褲襪裡（確定球不會掉出來）。
2. 將繩子懸掛在兩棵樹中間，將彈性人造纖維織物或褲襪的另一端綁在繩子上，或綁在任何可以吊掛球的用具上。
3. 讓孩子用球棒或球拍擊球。
4. 如果孩子很輕鬆就能擊中球，就需要調整球的高度。

電梯向上電梯向下（雙手輪流的粗動作技巧）

許多患有自閉症類群障礙的兒童非常喜歡電梯，這項遊戲需要孩子為自己的玩具製作電梯，他們可以藉此增進粗動作技能、練習打結和解結的動作（一種非常有用的生活技能）。

材料

- 空的面紙盒
- 小玩具，例如填充動物玩偶
- 細繩或細繩索
- 可以懸吊繩索的地方

步驟

1. 剪掉面紙盒的側面，製作電梯機廂（你也許需要協助孩子）。
2. 在面紙盒的一端開一個小洞（機廂頂端）。

3. 將細繩或細繩索穿過小洞，讓孩子在細繩上打一個結拴住電梯。
4. 將細繩或細繩索掛在堅固的樹枝或其他地方。
5. 把一個小玩具放在電梯機廂裡。
6. 讓孩子雙手輪流將玩具往上拉，直到頂端；然後再慢慢將電梯往下放到地上。

替代方案

比較年長的兒童可以直接將細繩繫在填充動物玩偶上（需要使用比較大、比較重的填充動物玩偶），當填充動物玩偶抵達地面後就讓孩子解開繩結，然後再使用另一隻填充動物玩偶重複相同的動作。也可以讓孩子數算總共有多少個玩偶／填充動物玩偶坐過電梯。

身體協調活動（雙側協調技巧）

進行雙側協調活動時，必須同時使用身體兩側，舉凡爬樓梯、騎自行車或爬梯子這些基本生活技能，都必須使用身體兩側才能完成。很多患有自閉症類群障礙的兒童，都需要比較多的協助，才能順利發展這類協調活動。

這項遊戲可以幫助孩子發展雙側的協調能力，進而增進他們的動作、寫字和學習能力（寫字和學習活動都需要用到兩個大腦半球）。

材料

- 手鼓
- 沙包（不一定需要）
- 銅板
- 二個小容器

步驟

1. 擊鼓——讓孩子左右兩手交替擊鼓。
2. 交叉步行——讓孩子左右兩腳保持直線交替行走。可以將沙包放在地上，讓孩子目標著沙包直線前進。
3. 抬腿踏步——讓孩子用手碰觸對側的膝蓋，然後再換另一手和另一腳的膝蓋。舉例來說，如果孩子抬高左膝，就用右手碰觸左膝；然後再讓孩子抬高右膝，並用左手碰觸右膝。
4. 丟銅板——讓孩子坐在地板上，左側放一個小容器，右側也放一個小容器。教導孩子丟銅板，一次一個，用左手將銅板丟進右側容器，用右手將銅板丟進左側容器。

螃蟹走路（腹部運動）

這項活動可以訓練孩子的腹部和背部核心肌群，這些部位的肌肉對於在教室或家裡長時間坐立很重要。如果核心肌群發育不佳，孩子就很難靜坐執行比較需要集中注意力的作業。孩子的運動持久度和協調性，也會隨著這些核心肌群的發展而增強。

材料

- 地板或草坪跑道
- 沙包或柔軟的玩具

步驟

1. 讓孩子學會螃蟹走路的姿勢。
2. 先讓孩子倒退走，然後再讓他往前走。對年幼的兒童來說，這項活動可能相當困難，所以開始時只要走一段短短的距離就好。當孩子對螃蟹走路的技巧比較嫻熟後，再增加行走的距離。

3. 在孩子的腹部放一個沙包（或柔軟的玩具），然後讓他一面學螃蟹走路，同時避免讓沙包掉落。提醒孩子動作要慢、要小心，不要快速跑完跑道。

替代方案

在戶外從事這項活動，並且設置一個跨越障礙訓練場，可以讓整個活動更具挑戰性。你也可以一起參與其中，和孩子輪流進行螃蟹走路！或者，在進行遊戲約會時，這也是一項非常好的戶外活動。

資源

想要尋找更有趣的活動，協助自閉症兒童成長嗎？
你可能會對下列網站資源感興趣：

溝通：
漢娜中心（The Hanen Centre）
www.hanen.org

社交技巧：
社交思維（Social Thinking）
www.socialthinking.com

生活技能
職能治療法寶（The Pocket OT）
www.pocketot.com

自閉症論壇推播

你可以在自閉症論壇網站（www.AutismShow.org），免費與自閉症專家會談，並取得自閉症相關資源。

你可以免費與這個領域的頂尖專家會談，或傾聽自閉症類群障礙患者的父母及成人患者的經驗談。自閉症論壇推播以積極的態度，看待自閉症類群障礙患者的進步潛力。

我們很榮幸能匯集並提供這麼多資源，協助自閉症類群障礙患者和他們的家人擁有獨立自主、有生產力的快樂生活。

Kickstarter

感謝所有Kickstarter活動的合作人員，因為有他們的鼎力相助，《自閉症活動手冊》這本書才能問世。

Sarah Gibbon、Jodi Murphy、Kyle Pearce、Carmen、Jason Eads、Lev Agranovich、Alicia Parayno、Megan、Julio Medrano、Niki Dun、Vidhur、Janet Walmsley、Maneesh Puri、Fathi Abdelsalam、Laura Aslan、Ashlyn Prasad、Deanna、Deb Gordon、Shashi、Kathy Kelly、Maddie DiPasquale Rausch、Vanessa Sutton、Brad Ludwig、Alexander、Marcus Chick、Teach Speech Apps、Ben Chutz、Rania、David Robertson、Gemma Scott、Emily Chan、Vive Wong、Kaina Davignon、Sandra Turner、Jean Nicol、Carole Excell、Stephen Abrahams、Ana Lora Garrard、Jeffrey Segal、Caroline McCarthy、Salvador Zinatelli、Dane De Silva、Caique Santiago、Monique Davidoff、Daniela Lopez、Natalia de Sousa、Graham Mcphee、Susan de Sousa、Jeanette Purkis、Jenny Anderson，與Jon D’Alessandro。

國家圖書館出版品預行編目資料

自閉症活動手冊：幫助孩子溝通、交朋友和學習生活技能的活動／Catherine Pascuas著；陳美君譯.--初版.--臺北市：書泉出版社，2018.10
面；　公分
譯自：The autism activities handbook; activities to help kids communicate, make friends, and learn life skills
ISBN 978-986-451-140-2（平裝）
1.自閉症　2.特殊教育
415.988　　107011137

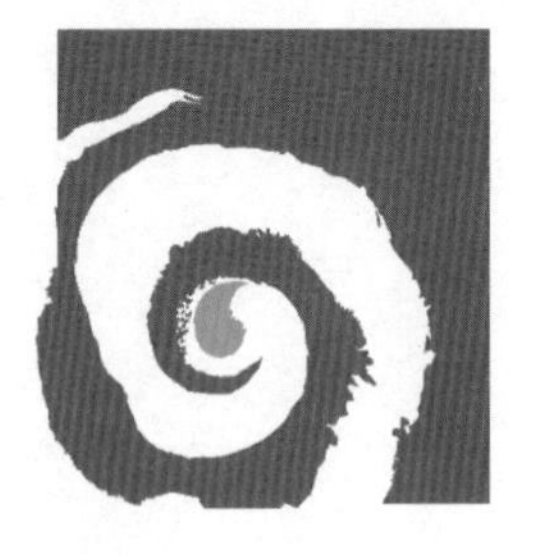

3IDW

自閉症活動手冊：幫助孩子溝通、交朋友和學習生活技能的活動

作　　者 — Catherine Pascuas
譯　　者 — 陳美君
發 行 人 — 楊榮川
總 經 理 — 楊士清
總 編 輯 — 楊秀麗
副總編輯 — 黃文瓊
責任編輯 — 李敏華
封面設計 — 姚孝慈
出 版 者 — 書泉出版社
地　　址：106台北市大安區和平東路二段339號4樓
電　　話：(02)2705-5066　傳　　真：(02)2706-61
網　　址：https://www.wunan.com.tw
電子郵件：shuchuan@shuchuan.com.tw
劃撥帳號：01303853
戶　　名：書泉出版社

總 經 銷：貿騰發賣股份有限公司
電　　話：(02)8227-5988　傳　　真：(02)8227-598
網　　址：www.namode.com

法律顧問　林勝安律師

出版日期　2018年10月初版一刷
　　　　　2024年 2月初版三刷
定　　價　新臺幣200元